RÉPONSE AU DOCTEUR BECQUEREL,

ou

RÉFUTATION

DE SON TRAITÉ

DU BÉGAIEMENT.

Ouvrages du docteur COLOMBAT de l'Isère.

TRAITÉ des VICES de la **PAROLE**, en particulier du **BÉGAIE-MENT**, précédé de recherches sur la physiologie de la voix, simple, modulée, articulée, le FAUCET, les CRIS et leur intonation dans chaque espèce de douleurs, la VENTRILOQUIE, l'histoire métaphysique et psychologique de la parole et du langage écrit, avec plusieurs planches, des tableaux synoptiques et des exercices orthophoniques dans les langues *française, anglaise, allemande, italienne, espagnole et latine.* 3e édition. 2 vol. in-8. Prix : 10 fr., et 12 fr. par la poste.
NOTA. Cet ouvrage, traduit en plusieurs langues, a valu à l'auteur un prix de 5,000 fr., décerné par l'Académie des sciences de l'Institut de France, le 18 décembre 1833. 3me édition 1840.

TRAITÉ COMPLET DES MALADIES DES FEMMES. 3 vol. in-8, 2me édition avec figures. Prix : 18 fr.

DICTIONNAIRE HISTORIQUE ET ICONOGRAPHIQUE de toutes les opérations et des instruments, bandages et appareils de la chirurgie ancienne et moderne, servant de complément à tous les autres dictionnaires de médecine. 4 tomes in-8, avec plus de 1,500 dessins. Prix : 20 fr. Le premier tome est en vente.

TRAITÉ DES MALADIES ET DE L'HYGIÈNE DES ORGANES DE LA VOIX, ou Recherches théoriques et pratiques sur la physiologie, la pathologie, la thérapeutique et l'hygiène de l'appareil vocal. in-8, avec planches. Prix : 6 fr., et 7 fr. 50 cent. par la poste.

NOUVEAU PROCÉDÉ pour extraire la pierre de la vessie, in-8. 1829.

L'HYSTÉROTOMIE, ou l'Amputation du col de la matrice dans les affections cancéreuses, suivant un nouveau procédé. in-8, avec planches. 1828.

DE LA LIGATURE et de la Compression des artères. in-8. 1828.

DU BAUME DE COPAHU, sans odeur ni saveur désagréables, administré dans la blennorrhagie et la leucorrhée ou fleurs blanches, in-8. 1832.

TABLEAU SYNOPTIQUE et statistique du bégaiement, et des moyens curatifs qui conviennent à chaque variété, suivi de l'articulation artificielle de tous les sons qui arrêtent le plus souvent les bègues. in-1.

MEMOIRE SUR L'ORIGINE psychologique et physiologique des sons articulés. in-8, 1839.

MEMOIRE SUR L'HISTOIRE et la physiologie de la ventriloquie, 1840.

MEMOIRE SUR LE MECANISME DES CRIS et leurs intonations dans chaque espèce de douleurs, in-8, 1840.

Pour paraître.

TRAITÉ DE MUTHOTECHNIE ou LA PAROLE RENDUE AUX SOURDS MUETS SANS LE SECOURS DE L'O-REILLE. un vol. avec un grand nombre de figures.

DE L'HISTOIRE PHILOSOPHIQUE DE LA MUSIQUE et de l'influence de cet art sur les passions et la santé de l'homme. Un fort volume in-8.

IMP. DE HAUQUELIN ET BAUTRUCHE, R. DE LA HARPE, 90

RÉPONSE AU DOCTEUR BECQUEREL,

OU

RÉFUTATION

DE SON TRAITÉ DU

BÉGAIEMENT,

PAR

COLOMBAT, DE L'ISÈRE,

DOCTEUR EN MÉDECINE ET FONDATEUR DE L'INSTITUT ORTHOPHONIQUE DE PARIS POUR LE TRAITEMENT DE TOUS LES VICES DE LA PAROLE; CHEVALIER DE L'ORDRE ROYAL DE LA LÉGION D'HONNEUR; LAURÉAT DE L'ACADÉMIE DES SCIENCES; MEMBRE DE LA SOCIÉTÉ PHILOTECHNIQUE, DE LA SOCIÉTÉ ANATO-MIQUE, DE CELLE DES SCIENCES PHYSIQUES ET CHIMIQUES DE PARIS, ET DE CELLE DES SCIENCES DE STRASBOURG, DU CERCLE CHIRURGICAL DE MONT-PELLIER, DE LA SOCIÉTÉ MÉDICO-CHIRURGICALE DE LYON, DE L'INSTITUT HISTO-RIQUE DE FRANCE; MÉDECIN DU THÉATRE ROYAL DE L'ODÉON., ETC.

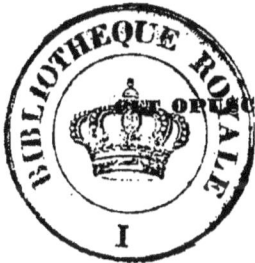

CET OPUSCULE SE DISTRIBUE GRATUITEMENT.

A PARIS,

CHEZ TOUS LES LIBRAIRES DE MÉDECINE

ET CHEZ L'AUTEUR, RUE NEUVE-DES-PETITS-CHAMPS, N. 20.

1844.

RÉPONSE AU DOCTEUR BECQUEREL

ou

RÉFUTATION

DE SON TRAITÉ

DU BEGAIEMENT

Un jeune médecin de Paris vient de publier une brochure sur le bégaiement ; comme cette infirmité fait l'objet principal de mes études et de ma pratique depuis plus de dix-sept ans, je crois, dans l'intérêt de la science et de la vérité, devoir réfuter, par des dates et des faits irrécusables, le grand nombre d'assertions fausses et de théories erronées dont abonde cet écrit.

Pour mettre plus vite le lecteur à même de juger la question de priorité que l'auteur me conteste, je vais faire précéder mon travail d'un court historique du bégaiement, quant à ce qui me concerne.

Pendant le mois d'octobre 1826, ayant eu plusieurs fois occasion de me trouver avec M. Lef***, étudiant en droit, affecté d'un bégaiement très-pénible, il me vint dans l'idée d'étudier sur lui cette affection qui me semblait ne pas avoir pour cause un vice organique , car elle augmentait ou diminuait suivant les circonstances , et cessait tout-à-fait pendant qu'il chantait ou qu'il pariait seul. Je conclus alors, d'après ces observations , que le bégaiement était une affection nerveuse , une lésion dynamique qui pouvait être combattue par l'emploi du rhythme dont j'avais été souvent à même , étant musicien , de constater la puissance sur le système nerveux.

Je ne tardai pas à me convaincre, en traitant, à l'aide de la mesure simple, un jeune homme nommé Gasquet, que ce régulateur parfait de tous nos mouvements pouvait être un agent efficace de guérison dans certains cas de bégaiement. Cependant l'application du rhythme, qui m'avait également réussi sur M. Lef***, fut loin d'être suivie d'un aussi heureux résultat sur un troisième bègue, dont le traitement exigea de moi une nouvelle étude.

Je ne tardai pas à m'apercevoir que les efforts pénibles et les contorsions qui, chez ce jeune homme, accompagnaient chaque articulation , étaient précédés d'une expiration anticipée , c'est-à-dire que tout l'air qui devait former le son vocal s'échappait d'avance ; lui ayant appris à inspirer et à maintenir l'air dans la poitrine , de manière à ne laisser sortir de ce fluide que ce qui était indispensable pour parler, il parvint, dès la première séance, à articuler sans hésitation , ce qu'il ne pouvait faire en employant le rhythme seul. Plus tard, en faisant des observations sur moi-même, et sur plusieurs bègues, je constatai : qu'une inspiration , faite en rétractant la langue dans le pharynx, et en relevant la pointe de cet organe vers la luette , avait l'avantage de faire cesser plus facilement la constriction spasmodique des cordes vocales , parce que ce refoulement de l'organe phonateur, déterminant l'abaissement du larynx , facilitait l'ouverture de la glotte , et permettait à l'air d'entrer plus largement dans les poumons ; je constatai également alors que la tension transversale des lèvres de manière à éloigner leur commissure, comme dans l'action de rire, était un des meilleurs moyens de faire cesser l'espèce de tremblement convulsif qui caractérise les diverses formes de bégaiement labiochoréique.

Peu de temps après, je fis avec succès l'application de ces moyens , qui constituaient déjà une méthode complète, sur un bijoutier nommé Chevalier, sur le docteur Cart , qui a été élève de M. Civiale , enfin sur un jeune homme de 14 ans, qui était ouvrier chez M. Thuau, imprimeur, rue du Cloître St-Benoît, n° 4.

Pendant les mois de février, mars, avril et mai de l'année 1827, je présentai plusieurs fois publiquement, à la clinique de Dupuytren, et souvent en présence de MM. Breschet, Sanson, Récamier et d'autres médecins, un certain nombre de bègues parfaitement guéris , et dont les cures me valurent des paroles flatteuses de l'illustre chirurgien en chef de l'Hôtel-Dieu, et des applaudissements des nombreux élèves qui suivaient ses cours. J'ajouterai que dans la même année, j'ai fait connaître ma méthode à

M. le docteur Sernin , député de l'Aude , qui bé-
gayait un peu, et à M. Dupré de Latour, qui exerce
aujourd'hui, avec distinction, la médecine à Paris, et
qui éprouvait aussi une légère hésitation en parlant.
Enfin, M. Velpeau, M. Devergie, dont j'étais le pré-
parateur de chimie, et plusieurs autres médecins qu'il
est inutile de citer, pourraient attester qu'à cette époque, je leur ai fait part de ma méthode curative du
bégaiement.

Quelques mois après, j'adressai à la Société médicale d'émulation , pour le concours des médailles
d'or à l'effigie de Bichat , un long mémoire sur le
bégaiement, dont j'ai encore le manuscrit, qui est
scellé, signé, daté et paraphé par M. Boisseau, secré-
taire général de cette Société. D'ailleurs M. Fabre, ré-
dacteur en chef de la *Lancette Médicale*, pourrait
également attester qu'il me refusa alors d'insérer
dans son journal des observations qui furent publiées
dans la *Clinique* et dans le *Journal Analytique*. Je
dirai encore qu'en 1828, j'ai traité plusieurs bègues
dans la maison de santé de la rue de Valois, dont j'é-
tais le chirurgien-interne, en présence de MM. Lisfranc, Dufresnois, Vinet, et que M. Gaulthier de
Claubry, membre de l'Académie de médecine, m'a-
dressa à la même époque M. C*** de L***, fils d'un
préfet et élève de l'école polytechnique.

J'ajouterai aussi que je donnai, à la même époque,
des conseils à M. B*** d'A***, pair de France, et
qu'en 1829, je présentai plusieurs bègues, avant et
après leur traitement , à la Société médicale d'ému-

lation, à la Société de médecine pratique, à l'Académie de médecine, qui, sur ma demande, nomma une commission spéciale composée de MM. Marc, Itard, Esquirol et Hervez de Chégoin. Cette commission, par l'organe de M. Itard, conclut, dans un savant rapport fait en 1830, à ce que mon nom fût inscrit parmi ceux des candidats aux premières places vacantes des membres adjoints de l'Académie.

Enfin, dans la même année, je fis connaître, par un mémoire imprimé, à la Société anatomique, dont j'étais membre, tous les moyens curatifs qui constituaient ma méthode orthophonique.

Parmi les personnes qui furent présentées aux Sociétés savantes dont je viens de parler, je puis rappeler les noms de MM. Louis Millaux, Vallet, Lebas, Gaymuler, Lemeray, Mathieu de Beaumont, Pollard, Blanchard, Chevalier, Ribaud, le docteur de Caignoux, médecin de Paris, bien connu de M. Hervez de Chégoin, enfin Mlles Cora d'Orvilliers, Rosalie Balta, et plusieurs autres dont je n'ai plus les noms. Il est bon de dire aussi que tous les bègues que je viens de citer m'avaient été adressés par des médecins très-connus, entre autres par MM. Dubois, Lisfranc, Dupuytren, Itard, Caille, Guillon, Valeti, Cullerier, Bousson, Émery, Guersent, Rullier, etc., etc.

Pendant l'année 1830, j'ai traité M. Becquerel, celui qui aujourd'hui me témoigne sa gratitude en critiquant ma méthode et en me contestant même la priorité de mes moyens curatifs, qu'il dit avoir été puisés par moi dans des mémoires publiés précisément à l'époque où j'en ai fait sur lui une heureuse application. Je crois devoir rapporter ici l'observation qui concerne ce jeune médecin, telle qu'elle se trouve dans la seconde édition de mon ouvrage, publiée en 1831.

« M. *Becquerel*, âgé de 15 ans, fils de l'un des
« membres les plus distingués de l'Académie des
« siences, affecté d'un bégaiement gutturo-tétanique
« difforme, avec des mouvements convulsifs des
« muscles de la face et du cou, a été, après *une*
« *semaine de séjour* dans l'institut orthophonique,
« complétement délivré de sa pénible infirmité. Je
« dois dire que M. Becquerel, qui était élève de la pen-
« sion Rouït, m'avait été adressé par M. le docteur
« Ollivier, d'Angers, membre de l'Académie de mé-
« decine. (*Traité du bégaiement*, p. 223, 1831.) »

J'ajouterai que, quoiqu'il n'ait été que *huit jours* chez moi en 1830, M. Becquerel a continué à parler parfaitement pendant au moins trois ans, et que son père, en offrant à l'Académie des sciences la seconde édition de mon ouvrage, où était consignée l'observation que je viens de rapporter, a dit qu'une rechute n'était plus à craindre, car la guérison de son fils remontait à plus de deux ans. Je dirai aussi que trois ans après cette cure, c'est-à-dire vers la fin de 1833, M. Becquerel fils a beaucoup contribué à me faire décerner un des grands prix de la fondation Monthyon, en se présentant, avec plusieurs autres bègues comme lui anciennement guéris, à MM. les membres de la commission, qui ont constaté qu'il parlait encore alors sans aucune hésitation.

Vers la fin de 1830, je publiai un tableau du mécanisme naturel de l'articulation de toutes les lettres, suivi d'un mécanisme artificiel au moyen duquel les bègues parviennent à articuler les voyelles et les consonnes qui leur présentent des difficultés.

En 1832, j'adressai à l'Académie des sciences un tableau synoptique et statistique du bégaiement et des moyens qui conviennent à chaque variété, suivi de l'articulation artificielle de tous les sons vocaux, et précédé de l'histoire psycologique de la parole.

En 1840, je fis imprimer la troisième édition de mon traité de tous les vices de la parole, et en particulier du bégaiement, avec des exercices orthophoniques en six langues, et un très-grand nombre d'observations. 2 vol. in-8°.

En 1841, je lus à l'académie des sciences un mémoire tendant à prouver les dangers et l'inutilité des sections musculaires de la langue, pratiquées depuis peu par plusieurs chirurgiens français et étrangers.

Enfin, dans les premiers jours du mois de mai 1843, M. Becquerel, qui s'était fait alors le prôneur, l'appui et l'interprète du sieur Jourdant, adressa à l'Institut un mémoire où était exposée une nouvelle méthode de traiter le bégaiement qui devait être supérieure à la mienne, puisque, avec son secours, il était parvenu à se débarrasser d'une *manière radicale* de son infirmité, dont je l'avais déjà guéri *radicalement* en huit jours, il y a 14 ans.

Comme les moyens de traitement du sieur Jourdant étaient encore secrets, j'adressai une lettre à l'académie des sciences, dans laquelle je priai les membres de la commission d'attendre, pour apprécier à sa juste valeur la cure de M. Becquerel, qui avait vu reparaître en partie son hésitation, après avoir bien parlé pendant plus de trois ans.

Lorsque la méthode du sieur Jourdant fut rendue publique, j'adressai à M. le président de l'académie des sciences une nouvelle lettre dans les termes suivants :

MONSIEUR LE PRÉSIDENT,

« La question du bégaiement ayant acquis un
« caractère d'actualité beaucoup plus grand depuis
« que l'académie a rendu publique une nouvelle
« méthode de traiter cette infirmité, je viens vous
« renouveler la demande que je vous ai faite de
« vouloir bien m'accorder un tour de lecture dans
« la prochaine séance.

« J'exposerai avec détails les principaux moyens
« qui constituent ma méthode, et je prouverai que
« celle du sieur Jourdant n'est que la reproduction
« légèrement modifiée d'une partie de la mienne,
« qui, depuis au moins dix-sept ans, a été employée
« sur plus de 800 individus et publiée dans un ou-

« vrage en 2 volumes à qui l'académie a décerné, en
« 1833, un prix de 5,000 francs.

Agréez, etc. Colombat de l'Isère.

Le lendemain, j'adressai également à l'académie
de médecine une autre lettre dont je ne donne ici
que le dernier paragraphe.

« Quoique, sur un rapport très-favorable de
« M. Itard, mes travaux aient déjà été jugés il y
« a quatorze ans par l'académie, je vous aurais une
« très-grande obligation, si vous pouviez engager
« ses membres à vouloir bien m'adresser des bègues
« et surtout me permettre de leur en présenter treize
« ou quatorze dans la séance d'aujourd'hui. »

Agréez, etc. Colombat de l'Isère.

L'académie nomma alors une commission composée de MM. Gerdy, Aug. Bérard, Poiseuille, Mes-
lier et Guénaud de Mussy, à qui j'ai présenté, le
premier jour, quatorze bègues et beaucoup d'autres
depuis cette époque.

Le 4 du mois de juillet, je lus à l'académie un mémoire sur les caractères distinctifs de chaque forme
de bégaiement et sur les moyens curatifs qui leur
conviennent.

Cette lecture et surtout la publicité de la méthode
Jourdant, furent le sujet d'une longue lettre de
M. Becquerel, dans laquelle il disait que ne connais-
sant pas cette nouvelle méthode, il était fort étonnant

de me voir écrire qu'elle avait la plus grande analogie avec une partie de la mienne.

Ma réponse n'ayant pas été lue à l'académie des
sciences, comme celle de M. Becquerel, je la fis imprimer et je l'adressai à tous les médecins de Paris.
Je prouvais, dans cette lettre, que l'inspiration qui
constitue toute la méthode Jourdant, avait la plus
grande similitude avec celle que j'avais fait connaître
depuis 1827 et que j'employais depuis cette époque ;
pour lever tous les doutes à cet égard, je mis un
extrait de mon ouvrage en regard d'un extrait du
mémoire du docteur Becquerel, que je crois devoir
reproduire ici, pour édifier le lecteur.

Extrait de l'ouvrage du docteur Colombat, imprimé en 1829.	*Extait du mémoire du docteur Becquerel, décacheté le 3 juillet 1843.*
« On doit faire une inspira- « tion, et avoir soin de ne par- « ler qu'après cette inspiration, « et de garder une grande quan- « tité d'air dans la poitrine, de « manière à ce que ce fluide ne « ne s'échappe des poumons « que pendant une expiration « lente qui doit avoir lieu gra- « duellement, et seulement » pour fournir le son vocal.	« Après avoir fait faire une « inspiration à la personne, on « lui recommande de rester « sur cette inspiration, puis de « commencer la phrase en par- « lant lentement et modéré- « ment, et la continuer en « maintenent toujours le plus « long-temps possible la poi- « trine dilatée, comme elle « était avant l'inspiration.

A cette lettre dans laquelle j'avais réfuté, sans réplique, toutes les assertions du docteur Becquerel et
où j'avais dit que le sieur Jourdant avait été guéri
il y a plus de quinze ans, à Bruxelles, par M. Male-

bouche, l'ouvrier mécanicien qui connaissait la mort du frère de ce dernier qu'il croyait être seul de ce nom, et celui qui l'avait traité, me fit répondre avec toute l'assurance d'un homme qui ne craint pas d'être démenti par un mort, que non seulement il n'avait jamais employé cette méthode, mais même qu'il ne connaissait pas M. Malebouche.

Indigné de ce manque de gratitude et de loyauté, M. Malebouche, à qui un médecin avait communiqué la réponse du sieur Jourdant, adressa la lettre suivante à M. le président de l'Académie des sciences, et qu'il remit lui-même à M. Arago :

LETTRE DE M. MALEBOUCHE A M. LE PRÉSIDENT DE L'ACADÉMIE DES SCIENCES.

Paris, le 24 septembre 1843.

« Monsieur le président,

« On vient de me remettre une lettre publiée par
« le sieur Jourdant, et adressée à tous les médecins
« de Paris; l'auteur de cet écrit s'attribue le mérite
« de s'être guéri du bégaiement à l'aide d'une mé-
« thode dont il prétend être l'inventeur, et il dé-
« clare qu'il n'a jamais été traité par M. Malebouche
« qu'il n'aurait jamais connu.

« Toutes ces affirmations sont fausses. Le sieur
« Jourdant connaît si bien M. Malebouche, qu'il lui
« doit sa guérison, quoique incomplète aujourd'hui
« par sa faute. Je suis possesseur d'une déclaration

« signée de lui, où il s'engage sur l'honneur et par
« serment à ne jamais faire usage ni divulguer les
« moyens curatifs qui lui furent communiqués gra-
« tuitement par moi, en 1827, pour son usage per-
« sonnel.

« Le sieur Jourdant a donc manqué à la vérité et
« à la foi du serment, en cherchant à s'emparer
« d'une chose qui m'appartient par les titres les plus
« authentiques.

« C'est en faveur de la méthode que j'ai importée
« en Europe et que j'ai perfectionnée conjointement
« avec mon frère, trop tôt enlevé aux sciences, qu'a été
« fait un savant rapport à l'Académie par MM. Ma-
« gendie et Duméril.

« J'ajouterai, en ce qui concerne le sieur Jour-
« dant, qu'il fut présenté par moi avec trois autres
« bègues guéris, à une commission spéciale de la So-
« ciété d'utilité publique de Bruxelles, nommée par
« ordre du roi des Pays-Bas (1) ; ledit Jourdant se-
« rait facilement reconnu par MM. les membres
« de cette commission et par les autres personnes
« qui ont été présentées avec lui.

« Agréez, etc., MALEBOUCHE. »

M. Malebouche m'adressa aussi une lettre dont les

---

(1) M. Magendie parle de cette présentation dans l'article
bégaiement du Dictionnaire de méd. et de chirurg. pratiques.
Tome 4, page 76, 1830.

termes envers le sieur Jourdant sont encore beaucoup moins mesurés et que je conserve pour en faire
usage dans l'occasion.

Ce dernier, qui était loin de s'attendre que la
personne qui l'avait traité existât encore, attendit
cinq semaines pour répondre et se contenta alors
d'écrire à l'Académie qu'il persistait à dire qu'il
n'avait jamais connu M. Malebouche et qu'il avait
cherché en vain sa demeure à Paris. M. Malebouche
écrivit alors à l'Académie des sciences la réponse
suivante :

DEUXIÈME LETTRE DE M. MALEBOUCHE.

« Monsieur le président,

« J'ai appris que le sieur Jourdant vous avait
« adressé une nouvelle lettre où il persiste à dire
« qu'il n'a pas été traité par moi ; je dois donc à
« mon tour confirmer à l'Académie que tout ce que
« j'ai avancé dans ma lettre est l'exacte vérité.

« Si MM. les membres de la commission veulent
« bien me le permettre, je me présenterai devant
« eux, et en leur présence le sieur Jourdant n'osera
« plus soutenir qu'il ne me connaît pas. Outre sa
« déclaration écrite que je produirai, je prouverai
« que cet individu, qui était alors homme de peine
« chez un droguiste de Bruxelles, a été présenté par
« moi à une commission spéciale avec trois autres

2

« personnes bègues qui sont : M. de Rons, avocat
« et aujourd'hui chef de division au ministère de la
« justice, en Belgique ; M. le comte de Fiquelmont
« et M. Simons, carrossier, à Bruxelles.

« Si le sieur Jourdant, qui n'a rien à perdre dans
« un démenti public, tient à prouver de quel côté
« est l'imposture, je suis prêt à lui répondre, au-
« trement je borne ici des explications dont l'acadé-
« mie pourrait se trouver fatiguée.

« Enfin pour qu'il ne puisse prétendre qu'il
« ignore mon adresse, je la fais parvenir au docteur
« Bernadet, son associé ».

Agréez, etc. MALEBOUCHE,

Paris, 30 octob. 1843.　　　Rue du Petit-Carreau n. 14.

Je peux joindre à ces deux lettres, une déclaration du sieur Jourdant, dont M. Malebouche a bien
voulu me donner une copie qu'il m'a autorisé à publier.

ENGAGEMENT DE M. JOURDANT ENVERS
M. MALEBOUCHE.

« Je soussigné, étant sur le point d'être instruit
« par M. Malebouche, selon les règles de l'art de
« guérir les bègues, dont il est l'importateur en Eu-
« rope, promets solennellement, et je jure que jamais

« je ne révèlerai lesdites règles qui vont m'être con-
« fiées pour mon usage personnel, par des mots
« ou tout autre moyen de communication par les-
« quels elles pourraient être comprises par une au-
« tre personne. Je promets en outre de me confor·
« mer à toutes les prescriptions qui me seront faites
« pour obtenir la guérison de mon bégaiement ».

Fait à Bruxelles, le 10 mai 1827.

Signé JOURDANT.

La publication de la première de ces lettres est
plus que suffisante pour faire apprécier la loyauté, la
bonne foi et la reconnaissance du sieur Jourdant envers M. Malebouche. Du reste, si ce mécanicien eût
été médecin, je l'aurais engagé, comme tous mes
confrères, à assister à mes séances orthophoniques,
afin de le convaincre que les personnes que je traite
parlent, dès le premier jour, d'une manière natu-
relle, et sans que j'aie besoin *de perfectionner ma
méthode en employant la sienne,* qui à son grand
regret, et comme il le dit « *pour lui porter un der·
nier coup* » a été « *rendue publique, par l'erreur d'un
employé de l'Institut.* » Je peux lui donner un ar-
gument tout à fait concluant, en m'engageant à le
débarrasser, dans une seule séance, du bégaiement
dont il est encore atteint.

Enfin, le docteur Becquerel qui, depuis le mois
de mai 1843, n'avait été que l'interprète et le se-
crétaire du sieur Jourdant, est devenu depuis peu

son éditeur responsable, en publiant, *à ses frais*, un livre inspiré par cet ouvrier, pour lequel il pousse le désintéressement jusqu'à réclamer de l'académie des sciences un des grands prix Monthyon.

On concevra facilement que je n'ai pu laisser ce mémoire sans réfutation, lorsqu'on saura que l'auteur, dans l'intérêt de son protégé, a critiqué avec un ton tranchant et une légèreté inconcevable, ma méthode curative du bégaiement, dont il me conteste même la priorité, et a fait non seulement des citations incomplètes et inexactes de mon livre, mais encore a émis une foule d'assertions dont il me sera facile de prouver la fausseté.

RÉFUTATION

DU NOUVEAU TRAITÉ DU BÉGAIEMENT

du Docteur **BECQUEREL**.

———◦———

Pour procéder avec méthode et combattre une à
une toutes les attaques et les idées erronées de
M. Becquerel, je vais suivre l'ordre qu'il a adopté
dans son mémoire, à qui il a donné le titre un peu
prétentieux de *Traité du bégaiement* quoique, dans
sa préface, il avoue plus modestement qu'il n'a fait
qu'un *opuscule*.

Dans la seconde page de son avant-propos, l'auteur dit qu'il a été traité sans succès, *pendant douze
ans*, par ma méthode, et qu'il était parvenu en
quelques jours à se délivrer de son infirmité par la
méthode du sieur Jourdant. Que répondre à cela,
si ce n'est que M. Becquerel a, dans cette circon-
stance, une mémoire qui lui fait bien défaut, car
je ne puis croire qu'il ait voulu me donner une
preuve publique d'ingratitude et de manque de
franchise. En effet, ce médecin doit se rappeler qu'il
parlait sans hésitation en 1850, *un quart d'heure*

après avoir appliqué ma méthode, et que, quoique son traitement n'ait duré que huit jours, il a continué à parler, à lire en public, et à réciter ses leçons sans bégayer, ce qu'il ne pouvait faire avant, pendant les trois ans qui ont suivi l'époque où il est rentré dans la pension *Rouït,* dont il était élève.

Je dois convenir cependant qu'en 1834 et en 1835, il est venu chez moi douze ou quinze fois pendant une demi-heure, et cela dans l'espace de deux ans, et que, lorsqu'il a dû concourir pour l'internat, il a passé trois jours dans l'institut orthophonique. Enfin, en 1842, il est encore venu deux ou trois fois pendant une demi-heure, assister à mon cours où il s'exprimait toujours si facilement, que les autres bègues avaient peine à croire qu'il eût jamais été affligé du bégaiement. J'ajouterai que, si à dix-huit ans, c'est-à-dire trois ans après sa cure, M. Becquerel a éprouvé une rechute, c'est, d'une part, parce que son traitement avait été trop court et incomplet, et de l'autre, parce que les rechutes sont plus faciles à l'âge où il s'opère un travail physiologique sur les organes vocaux. Je dois dire aussi que son bégaiement était incomparablement moins fort qu'avant d'avoir été traité par moi, et que son hésitation ne s'est reproduite que lorsque, ayant commencé à étudier la médecine, il a voulu faire partie de conférences où il fallait se livrer à des discussions animées et à des improvisations sur des sujets qui, n'étant pas toujours assez préparés, font souvent bégayer ceux qui parlent ordinairement sans difficulté.

On voit que le traitement de M. Becquerel, au lieu de s'être prolongé *douze ans,* comme il le dit dans sa préface, a été au contraire insuffisant et incomplet, et que, d'ailleurs, quoiqu'il se croie aujourd'hui bien guéri, et qu'il se trouve dans de meilleures conditions, rien ne prouve encore que sa guérison opérée par une méthode qui n'est qu'une reproduction d'une partie de la mienne, sera plus radicale que celle déjà obtenue il y a quatorze ans.

Dans le chapitre qui traite de la voix et de la parole à l'état normal, l'auteur rapporte, en les copiant souvent, les diverses théories des physiologistes qui ont écrit sur ce sujet, car il trouve plus simple et plus expéditif de citer tous les auteurs (moi excepté), que de faire connaître le résultat de ses recherches. Cependant, je dois dire qu'il termine ce chapitre par une assertion qui lui est propre et dont, selon lui, il n'a été fait mention par personne; en cela je suis tout-à-fait de son avis, et je pense même que jamais on ne lui disputera la priorité d'une observation, qui, si elle n'a pas le mérite d'être vraie, a du moins celui d'être originale. Je vais mettre mes lecteurs à même d'en juger. L'auteur dit que, lorsque l'on parle, il n'y a plus de courant d'air expiré appréciable, et que rien n'annonce sa sortie, car il ne ternit plus la glace, tandis que celle-ci est immédiatement couverte d'une couche notable d'humidité quand on expire sans parler. Dans la parole, l'air est employé *en son pur et simple, et non en souffle ou air expiré qui cesse d'être appréciable.*

J'engage M. Becquerel à répéter ses expériences, il pourra alors se convaincre que l'air qui s'échappe de la poitrine pendant la production des sons vocaux, ternit tout aussi bien un miroir que celui qui sort de cette cavité pendant le silence. D'ailleurs, en observant en hiver deux personnes, l'une qui parle et l'autre qui écoute, il est facile de constater par la condensation de l'air humide et chaud qui est expulsé de leurs poumons, que ce fluide sort d'une manière aussi appréciable de la bouche qui parle que de celle qui est silencieuse. Si l'expiration est souvent plus lente dans la parole, c'est parce qu'on veut éviter de respirer au milieu des mots et des phrases, et non comme le dit l'auteur, *parce que l'air est employé en son pur et simple, et nullement en souffle.*

Dans le même chapitre où il traite de la parole et de la voix, M. Becquerel rapporte aussi et presque toujours littéralement, un assez long mémoire de M. Gerdy et quelques remarques de MM. Magendie et Muller. Je dois convenir qu'il ne pouvait pas puiser à de meilleures sources; mais, ce qui me paraît étrange, c'est qu'il se soit borné à copier les travaux de ces physiologistes distingués, sans faire connaître les moyens artificiels d'articuler les consonnes, à l'usage des bègues, dont il disait naguère que le sieur Jourdant était l'auteur. Je suis d'autant plus étonné de cet oubli, que M. Becquerel avait annoncé dans une lettre, pour prouver que la méthode de son protégé ne ressemblait pas à la mienne, que cet ouvrier à qui il doit sa dernière guérison *radicale,* connaissait des moyens particuliers de faire articuler les B, les C, les P, les M, les D, etc., et que je n'avais rien publié à cet égard. Je répondis à une assertion aussi mal fondée, en renvoyant son auteur aux pages 231 à 249 de mon Traité de tous les vices de la parole, à un tableau synoptique des moyens curatifs de chaque variété de bégaiement, suivi de l'articulation artificielle de toutes les lettres et de toutes les combinaisons vocales; enfin au Répertoire de clinique du docteur Carron du Villars, tome 2, 1833.

Comme ce médecin a pu se convaincre depuis qu'il connaissait bien imparfaitement mes travaux sur l'orthophonie, et comme les moyens d'articulation artificielle qu'il disait imaginés par le sieur Jourdant n'existaient que dans son imagination, il a trouvé plus prudent de garder le silence à cet égard, et plus commode de puiser largement dans les travaux de MM. Gerdy et Magendie, nommés par deux académies pour examiner, l'un, ma méthode, et l'autre, celle de l'ouvrier mécanicien. Du reste, je ne puis qu'approuver sans restriction les éloges qu'il donne à ces deux physiologistes si haut placés dans la science

En parlant des causes du bégaiement, M. Becquerel, peut-être pour aller plus vite dans son travail, a encore eu le soin de copier textuellement neuf ou dix pages dans les auteurs dont il critique les opinions. Il a surtout attaqué avec un zèle scien-

tifique remarquable, l'idée que j'ai émise, que le
bégaiement était une affection essentiellement nerveuse et le résultat d'un manque d'harmonie entre
l'innervation et la myotilité, c'est-à-dire entre l'in-
flux nerveux qui suit la pensée, et les mouvements
musculaires au moyen desquels on peut l'exprimer
par la parole.

Si l'infirmité qui nous occupe n'était pas essentiellement nerveuse et ne dépendait pas d'une lésion
dynamique du système nerveux et musculaire,
comment les bègues, dans certaines circonstances,
parleraient-ils avec une volubilité surprenante, quoiqu'ils aient à articuler les mots et les phrases qui
enchaînent ordinairement leur langue. Pourquoi
leur infirmité ne serait-elle pas permanente et ne
s'opposerait-elle pas toujours à la facile expression de
leurs idées ? Comment pourraient-ils, sans hésitation,
chanter, déclamer, parler seuls, jouer la comédie,
imiter le langage d'un autre, enfin jurer avec tant
d'énergie et de facilité ? Pourquoi le bégaiement
exercerait-il moins son empire sur les vieillards, sur
les femmes, sur les enfants, et pourquoi cette affection éprouverait-elle une foule de modifications suivant la température, l'âge, le sexe, l'éducation, les
affections morales, la timidité, la confiance, la co-
lère, la peur, enfin la présence ou l'absence d'une
ou de plusieurs personnes, et selon un grand nombre d'autres circonstances, telles que de lire des vers,
de répéter des phrases après un autre, de parler sous

le masque, les yeux fermés ou ouverts, dans les té-
nèbres ou en plein jour.

Si, comme le dit M. Becquerel, sous l'inspiration
du sieur Jourdant, le bégaiement était dû *à ce qu'on
use en souffle et non en son, l'air qu'on a dans la
poitrine,* ce fluide expiré en pure perte qui est un des
caractères du bégaiement, au lieu d'en être la cause,
ferait constamment sentir sa fâcheuse influence,
soit que le bègue se trouve seul, ou en la présence
de quelqu'un, soit qu'il ait un masque sur la figure ou
qu'il joue la comédie, qu'il soit intimidé ou qu'il
parle avec confiance. Pourquoi l'air expiré en pure
perte n'agirait-il pas toujours de la même manière?
Par quelle raison serait-il mobile ? Quelle serait la
cause de ses caprices? Pourquoi le bégaiement serait-il modifié, augmenté ou diminué par les circonstances que nous avons citées ? Pourquoi les personnes qui sont affligées de cette infirmité seraient-elles
embarrassées quelquefois pour prononcer des mots
qui d'ordinaire ne les arrêtent pas, tandis qu'il leur
arrive souvent d'articuler facilement certaines syl-
labes qu'elles sont accoutumées à trouver rebelles?
Enfin pourquoi *l'air expiré en pure perte* ne produi-
rait-il plus le bégaiement, après quelques libations
bachiques, ou après quelques autres causes d'excitation cérébrale ou une des circonstances que nous
avons signalées.

Si le bégaiement ne dépendait pas d'une modifi-
cation particulière des contractions des muscles de
tout l'appareil vocal , c'est-à-dire d'une lésion dy-

namique des muscles vocaux et d'un manque de sy-
nergie du système nerveux cérébro-spinal , comment
pourrait-on expliquer la production, la cessation ou
la diminution de celte infirmité, suivant le plus ou le
moins d'excitation cérébrale, les modifications et les
influences des affections morales sur le cerveau. Or,
l'expérience de tous les jours prouve que si, par un
moyen quelconque, on modifie l'excitation et l'ir-
radiation cérébrales en donnant aux bègues la har-
diesse et la confiance que les plus timides trouvent
dans certaines circonstances, il s'opère un grand
changement en eux, et les liens qui tenaient leur
langue enchaînée se trouvent rompus comme par en-
chantement.

Du reste, il est évident pour moi que la théorie
du bégaiement que donne M. Becquerel, interprète
du sieur Jourdant, a été prise dans mon Traité des
vices de la parole , où je signale pour caractère dis-
tinctif des six variétés de bégaiement gutturo-tétanique, *une expiration anticipée* (tome II, page 308),
c'est-à-dire que les bègues chassent de leur poitrine,
avant de parler, tout l'air qui devrait y être conservé
pour produire les sons vocaux articulés. D'ailleurs, ce
qui peut lever tous les doutes à cet égard, c'est que
j'enseigne à tous les bègues depuis dix-sept ans, et
que j'ai appris à M. Becquerel lui-même en 1830, à
inspirer de manière à retenir, pendant la parole, l'air
dans la poitrine, et à ne laisser échapper de ce fluide,
par une expiration lente et ménagée , que ce qu'il
faut pour fournir la matière du son vocal.

En parlant de la myotomie linguale, le docteur Becquerel proscrit avec raison toutes les opérations qui s'y rattachent, et combat judicieusement les opinions émises par divers chirurgiens qui ont regardé comme cause du bégaiement les vices organiques de la langue ou d'autres parties de la cavité buccale. Il est heureux que ce médecin condamne aujourd'hui ces moyens inefficaces et souvent dangereux, pour lesquels je l'ai vu il y a deux ans être si enthousiaste chez un des premiers praticiens de Paris, qu'il voulait lui-même se faire opérer. Il paraît que l'expérience lui a appris ce que le simple raisonnement aurait dû lui suggérer plutôt qu'à tout autre.

Après avoir critiqué et rejeté toutes les classifications données par les auteurs, M. Becquerel reconnaît qu'il y a quelque chose de bon dans ma classification des différentes formes de bégaiement. Cependant la division, ou, comme il le dit, *la dichotomie* que j'ai adoptée, ne lui semble pas devoir être admise entièrement; aussi donne-t-il une autre classification du bégaiement, dont il reconnaît deux espèces principales, qui sont le bégaiement *ouvert* et le bégaiement *fermé*. J'ai lu plusieurs fois, avec la plus grande attention, ce que ce médecin dit sur les phénomènes caractéristiques des deux formes qu'il signale; mais je dois convenir que les caractères qu'il leur assigne et les explications qu'il en donne sont exposés avec si peu de clarté, que je n'ai pu comprendre qu'une chose, c'est que ces deux genres d'hésitation correspondaient aux classifications déjà établies par

MM. Malebouche, Serres d'Alais et par moi. Du reste, il reconnaît à ces deux genres de bégaiement toujours la même cause, c'est-à-dire *la sortie de l'air expiré en même temps que la parole;* je dois dire que je ne puis expliquer comment il serait possible de former les sons vocaux, si l'air ne sortait pas en même temps que la parole; et je suis forcé de convenir que, pour pouvoir me rendre raison de cette nouvelle théorie du bégaiement, j'aurais besoin d'une autre explication plus claire que celle de M. Becquerel.

A la page 64 de son Mémoire, ce médecin me fait dire que le bégaiement gutturo-tétanique, qui est caractérisé par une expiration anticipée et par une sorte de spasme tonique de tous les muscles de la respiration, du larynx, du pharynx et de la base de la langue, se fait surtout remarquer sur les consonnes *gutturales c, g, d, t, s, k, q.* Si M. Becquerel avait lu moins légèrement mon ouvrage, et s'il avait copié plus fidèlement tout ce qu'il cite de moi, il aurait reconnu que j'ai étudié avec assez de soin toutes les articulations des sons vocaux pour ne pas ranger parmi les consonnes gutturales les *d, t* et les *s,* que j'ai classées dans les *linguales.* Du reste, M. Becquerel m'apprend ce que j'ignorais, et ce qu'il a sans doute, plus que moi, été à même d'observer, c'est que, chez certains bègues, les convulsions qui résultent de leur infirmité déterminent l'*émission involontaire des matières fécales et des urines.*(*Traité du bégaiement du docteur Becquerel,* page 72).

L'auteur de la brochure que je réfute dit encore, en critiquant mes moyens curatifs, que l'inspiration que je conseille n'est ni *physiologique* ni *automatique,* comme celle du sieur Jourdant. Il ajoute que, d'après ma méthode, les inspirations sont plus multipliées et plus fréquentes que dans l'état normal, et, pour le prouver, il cite une phrase et un vers extraits de mon ouvrage, dans lesquels je conseille de respirer deux fois.

Je répondrai à cette assertion que l'exemple qu'a choisi *avec intention* M. Becquerel, n'a été donné que pour montrer de quelle manière on doit faire parler certains bègues dans une forme de bégaiement très-rare; et j'ajouterai qu'il eût pu trouver dans mon livre plus de quinze cents autres exercices qu'il s'est bien gardé de choisir, parce qu'ils auraient convaincu ses lecteurs que, depuis que je m'occupe de traiter les vices de parole, je ne fais inspirer qu'au commencement des phrases la très-grande majorité des bègues. Je conviens cependant qu'à cet égard je dois le céder au sieur Jourdant; car il a dit, dans une lettre adressée par lui le 1er août 1843 aux membres de l'Académie de médecine et à tous les médecins de Paris, que ce qui constitue la différence fondamentale des deux méthodes, c'est que je fais remplacer l'air de la poitrine à mesure qu'elle se vide, tandis que lui *force ce fluide à ne pas sortir de cette cavité, et que c'est cette retenue de l'air qui constitue la difficulté, la découverte, le secret principal de sa méthode.* J'avoue que je n'avais jamais songé à cette manière *automatique* et *physio-logique* de faire respirer les bègues : aussi je m'incline devant le mécanicien qui en est l'inventeur, et pour lequel on réclame, à si juste titre, un des prix Monthyon.

Après avoir dit que la série de moyens que je conseille constitue une méthode complète, le docteur Becquerel pose la question suivante : Ces moyens ont-ils été découverts par M. Colombat? Et il répond d'un ton doctoral : Non, tous ces moyens étaient déjà bien connus; et voici comment on peut le démontrer :

1° La rétraction des lèvres en arrière a été signalée surtout par M. Malebouche, puisqu'il l'avait conseillée dans le Mémoire qu'il présenta à l'Académie des sciences en 1827. Voici une phrase de M. Magendie qui le prouve : « Il recommande que les « lèvres soient *motivées* (texte de M. Becquerel) de « manière que la bouche paraisse agrandie, etc. »

Pour réfuter sans réplique cette assertion, je rappellerai à M. Becquerel que j'avais déjà indiqué la rétraction des lèvres dans mon Mémoire adressé en 1827 à la Société médicale d'émulation, et que, d'ailleurs, ce moyen a été consigné dans la première édition de mon *Traité des vices de la parole*, imprimé en 1829. J'ajouterai que la méthode de M. Malebouche ayant été tenue secrète jusqu'au milieu de l'année 1830, époque où M. Magendie la fit connaître dans le quatrième volume du *Dictionnaire de médecine et de chirurgie pratiques*, il a été tout à fait

impossible que je puisse avoir rien pris à M. Malebouche lorsque j'ai fait mon Mémoire en 1827, et
mon *Traité de bégaiement* en 1829. Ce qu'il y a de
plus curieux, c'est que celui qui m'accuse aujour-
d'hui d'être le plagiaire de M. Malebouche disait,
dans une lettre adressée le 17 juillet à l'Académie
des sciences, *que la seule chose nouvelle que j'avais
signalée dans le Mémoire que j'avais lu à l'Académie de médecine consistait dans l'écartement des
commissures des lèvres*; il affirmait aussi qu'avant
de l'avoir vu parler dans le mois d'avril dernier, *je
n'avais jamais songé à ce moyen, qui était de lui, et
de lui seul.* Je répondis à une aussi étrange accusation, que M. Becquerel, qui prétendait bien connaître ma méthode, avait mal lu mon ouvrage, et n'é-
tait pas au niveau des connaissances orthophoniques,
quoique dans cette question il fût doublement inté-
ressé comme médecin et comme bègue. Pour prouver ce que j'avançais, je renvoyai M. Becquerel aux
pages 162, 164 et 180 de mon *Traité*, publié en
1829, et aux pages 360 et 373 du second volume du
même ouvrage, qui a paru en 1840. Je lui rappelai
l'article *Bégaiement*, par M. Rullier, page 168, t. V
du grand *Dictionnaire de médecine*; je lui citai encore le même article du *Dictionnaire de médecine de
M. Fabre*, celui du *Dictionnaire de médecine usuelle
du docteur Beaude*, du *Compendium* de MM. de
Laberge et Monneret; un article de la *Revue médicale*, 1831; les *Annales de physiologie*, 1832; en-

fin le *Répertoire de clinique* du docteur Carron Du-
villards, 1835 ; les deux *Formulaires* de MM. Bou-
chardat et Foy, et trois traductions allemandes des
trois éditions de mon *Traité des vices de la parole*.

Depuis qu'il a pu vérifier l'exactitude des citations
que je lui faisais, abandonnant la prétention d'être
mon professeur d'orthophonie, et de m'enseigner des
moyens curatifs du bégaiement *qui étaient de lui et de
lui seul*, le docteur Becquerel a été obligé de renoncer à ses prétentions, en disant que si ces moyens
n'étaient pas de lui, ils avaient été conseillés avant
moi.

L'auteur du Mémoire dit aussi que l'application
de la pointe de la langue contre la voûte palatine est
tout simplement le moyen indiqué par M Leigh,
et perfectionné par M. Malebouche ; pour répondre
à cela, je répéterai encore que la méthode en question n'a été connue qu'en 1830, et que d'ailleurs je
n'ai jamais conseillé ce moyen ; M. Becquerel doit
bien savoir que, d'après ma méthode, la langue est
toujours libre, c'est-à-dire qu'au lieu de faire toujours appuyer cet organe contre le palais, je le fais
refouler dans le pharynx seulement pour inspirer,
de manière à abaisser le larynx et à ouvrir la glotte
autant que possible. Après l'inspiration la langue est
tout-à-fait libre pendant la parole.

Ce médecin dit aussi qu'aucune expérience, aucun
fait anatomique ni physiologique ne prouvent que
le refoulement de la langue dans le pharynx déter-
mine l'abaissement du larynx, et par conséquent

favorise l'ouverture de la glotte et fait cesser la constriction des cordes vocales, qui s'oppose à l'entrée de
l'air dans les poumons et à la sortie de ce fluide, qui
doit former les sons vocaux simples et articulés. Si
M. Becquerel avait essayé sur lui l'expérience que
j'indique dans mon ouvrage, qui consiste à porter
un doigt sur la saillie du larynx, appelé vulgaire-
ment *pomme d'Adam*, il aurait pu se convaincre
que le refoulement de la langue et le renversement de
la pointe de cet organe fait abaisser le larynx d'un
demi pouce, et par conséquent ouvre nécessaire-
ment la glotte. Du reste il peut, comme je l'ai fait
souvent en 1827, renouveler cette expérience sur
le cadavre.

M. Becquerel dit aussi, d'après le *Compendium* de
M. de Laberge, qui a pris ce renseignement dans
mon ouvrage, que je lui ai prêté pour faire l'article
Bégaiement, que l'inspiration conseillée par moi
depuis 1826, et que je lui ai conseillé à lui-même il
y a 14 ans, avait été indiquée avant moi en 1830
par M. Cormack, dans les *Annales de Milan* et
l'Observateur de Naples. Je répondrai à cette accusation de plagiat, que mon livre était publié avant
cette époque, et que, dans les trois années qui ont
précédé 1830, j'avais déjà guéri près de 100 bègues
au moyen de l'inspiration et des autres agents orthophoniques qui constituent ma méthode. Je répète
encore à M. Becquerel que ma gymnastique vocale
avait été communiquée en 1827, en 1828 et en
1829, à la Société médicale d'émulation, à la Société

de médecine pratique, et à l'Académie de médecine. D'ailleurs le moyen indiqué par M. Cormack n'a aucun rapport, quant au mode d'application, avec celui que je conseille, qui est accompagné d'un mouvement particulier de la langue et des lèvres.

Tout en convenant que *j'ai rendu un véritable service aux personnes affectées de bégaiement, en rappelant l'attention sur la mesure et en montrant son influence sur cette infirmité*, M. Becquerel dit que, les mémoires de MM. Serres d'Alais, Hervez de Chégoin et Cormack ont été des jalons qui m'ont conduit à l'emploi de ce moyen. Pour combattre sans réplique cette dernière assertion, je n'ai qu'à rappeler encore que les travaux de ces trois médecins n'ont été publiés qu'en 1830, et que j'ai prouvé, d'une manière incontestable, que j'emploie le rhythme depuis 1826. Ce qu'il y a de plus étrange et de plus original dans l'accusation de M. Becquerel, c'est que, d'après lui, ces trois auteurs auraient parlé du rhythme à la page 87 de leur mémoire. Or ces trois médecins n'en disent pas un mot, et leurs mémoires sont loin d'avoir 87 pages. D'ailleurs il serait étonnant qu'ils se soient entendus pour parler du rhythme à la même page de trois ouvrages différents. Du reste M. Becquerel dit, dans une note, page 108, que M. Cormack ne s'est jamais occupé du bégaiement, et qu'il n'a rien publié qui s'y rapporte. D'après cela, il serait bien difficile que j'aie été le plagiaire d'un homme qui n'a pas écrit sur un sujet dont personne, depuis 17 ans, ne m'a contesté la priorité.

Quant à M. Hervez de Chégoin, je dirai que je lui avais offert mon ouvrage depuis long-temps lorsqu'il a publié, pendant le mois de juin 1830, son mémoire dans le n° de mai du *Journal général de Médecine*, où il n'est nullement question du rhythme. En supposant même que ma méthode n'eût pas été connue plus de trois ans avant la publication du travail de M. Hervez de Chégoin, ce médecin aurait certainement réclamé si je lui eusse pris quelque chose, lorsque, dans le mois de décembre de la même année, il a signé un rapport très-favorable, que M. Itard a fait sur ma méthode à l'Académie de médecine.

Pour ce qui concerne M. Serres d'Alais, je dirai aussi qu'il n'a rien publié en 1830 qui ait le moindre rapport avec la mesure, et que, dans la polémique que nous avons eu ensemble dans le mois de septembre 1831, il disait que ma classification du bégaiement offrait de l'analogie avec la sienne; mais il ne m'a fait alors aucune réclamation à l'égard du rhythme. J'ajouterai encore que, puisque M. Becquerel convient que ma méthode a mérité le prix *Monthyon*, il aurait dû penser que l'Académie des sciences ne m'aurait pas décerné cette marque éclatante d'approbation, si j'eusse été le plagiaire de quelqu'un, et surtout de personnes qui avaient publié leurs travaux peu de temps avant l'époque où j'ai obtenu une aussi honorable distinction.

Enfin, sans nier qu'il y ait eu des cures radicales obtenues par ma méthode, M. Becquerel paraît avoir des doutes à cet égard. Sans avoir la prétention de guérir les bègues, qui ne m'accordent pour cela ni le temps ni l'attention nécessaires, je répondrai que, depuis le mois d'octobre 1826, j'ai eu le bonheur de rendre le libre exercice de la parole à huit cent dix-sept personnes affectées de différents genres d'hésitation, dont six cent soixante-quinze ont été guéries sans récidives. J'ajouterai que, dans les premières années, j'avais une rechute sur trois cas, puis une sur six, enfin depuis trois ans, une sur treize ou quatorze. Du reste, dans l'année 1843, qui est celle où j'ai traité le plus grand nombre de personnes, je n'ai eu qu'une seule rechute.

En parlant du traitement du begaiement, M. Becquerel conseille un moyen unique de guérir toutes les formes que présente ce vice de l'articulation. Comme ce moyen n'est que la reproduction de l'un de ceux qui constituent ma méthode, je crois devoir mettre encore sous les yeux de mes lecteurs deux passages qui ne laissent aucun doute sur ce que j'avance.

Inspiration conseillée par le docteur Colombat.	*Méthode Jourdant, d'après le docteur Becquerel.*
Faire une légère inspiration avant de parler, et garder autant qu'on le pourra de l'air dans la poitrine, dont on augmentera la capacité, en portant le haut du corps en avant et les épaules en arrière. Aussitôt que la première syllabe sera prononcée, on devra parler en mesure et toujours lentement. *Traité du bégaiement,* 1829.	Après une legère inspiration, faire parler les bègues en même temps qu'ils maintiennent les côtes soulevées et le diaphragme abaissé (dilatation de la poitrine). Les engager à user le moins d'air possible pour la parole et de s'exprimer avec un peu plus de lenteur qu'à l'ordinaire. (*Traité du bégaiement,* décembre, 1843.

Après ces citations, je crois devoir m'abstenir d'autres réflexions, en laissant à mes lecteurs le soin de comparer et de juger.

Enfin, l'auteur du livre que je réfute dit, que les bègues traités par moi sont obligés de renoncer à l'emploi de ma méthode, qui est trop assujettissante. Je répondrai que les divers moyens qui la constituent sont rarement employés simultanément ; que dans ce cas leur emploi, qui n'a rien de fatigant, n'est d'ailleurs obligé que pendant les premiers jours, et que l'inspiration que je conseille est beaucoup moins pénible et exige moins d'attention que celle dont il est le prôneur. Loin d'être *automatique* et *physiologique*, l'inspiration pratiquée d'après cette prétendue nouvelle méthode, nécessite plusieurs jours d'essais et de tâtonnements. Pour qu'il ne reste aucun doute à cet égard, je vais rapporter un passage du livre de **M. Becquerel**.

« Il ne faut pas croire qu'on parvienne du pre-
« mier coup à bien parler suivant cette méthode
« (celle du sieur Jourdant) ; il faut en général plu-
« sieurs jours d'essais, de tâtonnements, de difficul-
« tés à vaincre; dans les premiers instants, il est
« presque impossible de la mettre eu usage, mais en
« essayant, en persévérant, on finit toujours par y
« arriver. » (Page 124).

Au contraire, dans les premiers instants que les bègues appliquent ma méthode, ils articulent presque tous sans difficulté et sans effort, et peuvent en général parler à tout le monde et dans toutes les cir-

constances après quinze jours ou un mois de traitement. Du reste, M. Becquerel doit se rappeler que
lors même qu'il était très-bègue lorsque, je l'ai traité
en 1830, il pouvait parler sans hésitation et sans
peine, une heure après avoir commencé son traitement.

Je ne veux pas finir cette réfutation, que je me
propose de rendre plus complète dans un grand ouvrage dont je m'occupe , sans adresser des remerci-
ments au docteur Becquerel qui, dans un mémoire
fait sous l'inspiration du sieur Jourdant, *a proclamé
hautement que j'avais rendu un grand service aux
bègues , en constituant à l'état de méthode un
moyen à l'aide duquel ils peuvent s'exprimer avec
facilité.*

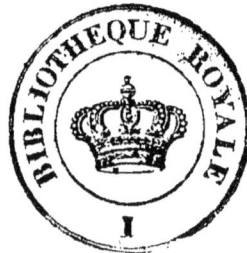

www.ingramcontent.com/pod-product-compliance
Lightning Source LLC
Chambersburg PA
CBHW071420200326

41520CB00014B/3508